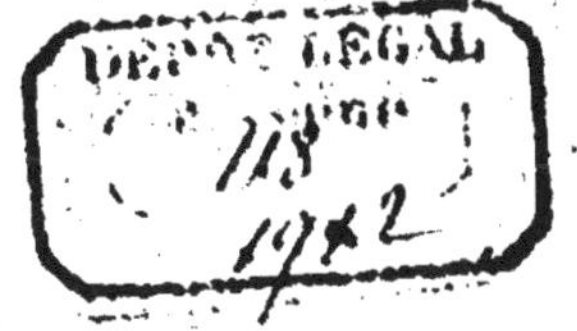

CURABILITÉ ET GUÉRISON

DE LA

TUBERCULOSE PULMONAIRE

PAR LE

Dr Louis VAN BOGAERT

D'ANVERS

PARIS

A. MALOINE, ÉDITEUR

25-27, RUE DE L'ÉCOLE-DE-MÉDECINE, 25-27

1912

CURABILITÉ ET GUÉRISON

DE LA

TUBERCULOSE PULMONAIRE

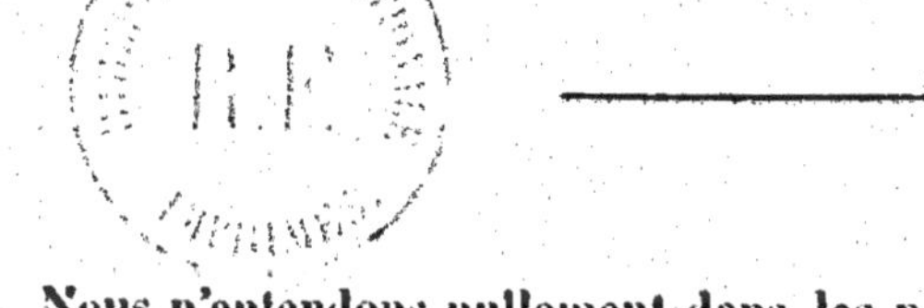

Nous n'entendons nullement dans les pages qui vont suivre faire de la dissertation scientifique, c'est simplement un « penser tout haut » de praticien de province à la fin de sa carrière.

Que faut-il entendre par guérison? Littré (page 725) nous le dit : « Guérison est la terminaison d'une maladie par le retour des élé- « ments anatomiques, des humeurs et des tissus, à leur constitution « normale entraînant la cessation du trouble des actes de l'économie « qui reprennent leur régularité naturelle. »

Que faut-il, d'un autre côté, entendre pas « curable » ? Le même Littré page 414 de son même dictionnaire nous dit : « Curable se dit d'une maladie susceptible d'être guérie ». Partant de ces prémisses claires et nettes nous commencerons par avouer qu'il ne nous sera certes pas donné d'être aussi précis quand il s'agira de dire de la tuberculose pulmonaire si elle est curable et si elle guérit. Elle sera cependant plus nette pour la première partie que pour la seconde, au moins superficiellement jugée ! Nous tâcherons de démêler au moins quelque peu cet écheveau à première vue inextricable des dissidences médicales sur ce chapitre, comme malheureusement sur beaucoup d'autres de notre art, dissidences dans lesquelles les principales victimes sont souvent les malades et toujours les praticiens. (Pardon ! J'allais renverser le sens de la phrase !) En effet une école nous dit : « La tuberculose est curable, c'est la plus curable de toutes les maladies chroniques. » L'école d'en face clame tout haut : « La tuberculose est aussi incurable que le cancer.» Si nous osions dès à présent faire montre de notre cynisme nous dirions que l'écart au fond n'est qu'apparent et qu'il ne s'agit en toute réalité que d'un mysticisme de mots. Combien en effet voyons-nous « guérir » de maladies chroniques? Mais non, silence! disons plutôt que la grande cause de confusion provient de ce que nous nous cramponnons par trop à la théorie éducative de notre enfance médicale ; en plus aussi parce que au bout de longues années de carrière praticienne le septicisme nous a imbibé et que nous nous complaisons dans un cynique pour ne pas dire ironique silence, intimidés par notre obscurité et notre ignorance scientifiques. Il est certain néanmoins que l'esprit d'observation médicale a de tout temps eu voix au chapitre de la clinique avec une autorité qui même à l'heure actuelle n'est pas encore à dédaigner, quoiqu'on semble dire. Aussi à mon misérable point de vue, nous, simples praticiens journellement dans cette terrible mêlée, dans ce corps-à-corps avec la maladie, nous avons tort de toujours nous morfondre dans notre mutisme quand des questions de notre compétence réelle sont mises à l'ordre du jour soit par la société, soit par le public même. Nous manquons, me semble-t-il, au premier de nos devoirs de dignité et d'honnêteté de ne pas oser, même dût-on se mettre en contradiction flagrante avec la théorie, avec l'enseignement, avec le classisme de nos pontifes médicaux, divulguer ce que la longue pratique de la médecine journalière nous a appris à constater.

La tuberculose, nul n'oserait le contester, dit-on, est curable. La tuberculose pulmonaire, sa localisation la plus fréquente, produisant les terrifiants ravages que tout le monde, médecins, malades et public lui connaissent trop bien, est-elle curable? A quel taux l'est-elle en réalité, à l'abri de la théorie et d'un optimisme intéressé? C'est sur ce point que nous allons tâcher de vous communiquer sans amphase ce que notre déjà longue et assez fournie pratique médicale et sociale nous a permis de glaner. Qu'il nous soit permis d'intercaler ici cette banale preuve morale déjà tant de fois lue et relue par nous tous et tirée de l'*histoire* même de la question si controversée dans son passé que dans son présent. Nous n'en donnerons ici qu'un court aperçu, renvoyant, pour plus de détails, à l'exposé qu'en fait Piéry dans l'introduction de son superbe ouvrage sur la tuberculose, récemment paru, et qui mérite une place en vedette dans toute bibliothèque de médecin.

Nous voyons que depuis la plus tendre enfance de la médecine la curabilité et la guérison de la tuberculose pulmonaire sont tour à tour répudiées et acceptées par médecins, public et malades.

Hippocrate parlant de « sa consumption spéciale consécutive à sa suppuration des poumons » en donne la panacée. Je conclus de ce fait, le charlatanisme n'étant pas né, qu'il croyait sincèrement à la curabilité, à la guérison. Il conclut cependant immédiatement à une grave réserve en disant que cette dernière est des plus rares ! Arétée étale un optimisme parfait. Galien et Fracastor plaident tous deux et même avec véhémence le pessimisme absolu.

Dans toute la période de la Renaissance, où s'ouvre l'aire de la nécroscopie, le pessimisme règne en maître. Nous voyons Platon, Benedictus, Bonet, Sylvius, Morton, Portal, Baillie, Raulin pour ne citer que ceux dont j'ai pu *de visu* contrôler la manière de voir, *in libris*, ne se font guère les apôtres de la curabilité et encore bien moins de la guérison. Il faut arriver à Vetter vers 1800 pour voir naître un peu d'optimisme.

L'inauguration de la dégénéréscence caséeuse « tubercule à fromâge » est escortée d'un fugace optimisme alors que peu avant, en 1781, Jeannet de Longrois (page 203 de sa *Pulmonie*) s'exclame encore à dire que c'est « la plus incurable des maladies ». Bayle, le père de la classification de la phtisie pulmonaire conclut de nouveau, se basant sur un gros millier d'autopsies, « à la très grande rareté de la guérison ». Or c'était un homme de poids scientifique pour son époque car sa description de la granulation miliaire satisferait encore à l'heure actuelle les plus pointilleux et les plus éprouvés maîtres de la phtysiopathologie, ce qui prouve aussi sa grande expérience.

Nous aurons du reste besoin de revenir en temps et lieu au cours de notre travail à son opinion sur la valeur des foyers anciens apparemment guéris quand nous parlerons de l'évolution tardive de la tuberculose chez ceux qui décorent si improprement les statistiques de nos guérisseurs de tuberculeux. Le *Traité d'auscultation médiate* de Laënnec, dont l'édition de 1819 surtout devait révolutionner la médecine, nous dit, chapitre III page 58 : « Presque tous les hommes de l'art pensent que l'affection tuberculeuse est, comme l'affection cancéreuse, absolument incurable » mais il admet, comme Bayle, du reste, la possibilité d'une très longue prolongation de la maladie. Il dit plus loin : « Les recherches faites en Angleterre et en Allemagne ont conduit les médecins les plus instruits au même résultat. Les observations de Bayle prouvent suffisamment que l'idée de possibilité de guérison de la phtisie est une illusion. »

Du reste si vous lisez dans le traité de Laënnec (édition 1819, tome II, page 112) les conclusions, vous verrez qu'au fond Grancher avait tort de stigmatiser de « profonde erreur » la manière de voir du grand maître sur la question de la guérison possible de la tuberculose. Il ne la croyait certes pas fréquente, mais dans certaines formes, rares il est vrai, possible cependant. Or si c'est là une erreur profonde! J'avoue qu'elle est au moins fréquente parmi grand nombre de praticiens de notre époque. Si l'optimisme exagéré de Grancher a formé école un moment, je suis convaincu que parmi le *vulgum pecus* non intéressé et dont la manière de voir n'est pas bridée par un classisme forcé, le pessimisme de Laennec a fait plus d'adeptes qu'on ne croit.

Lanthois en 1822 dit dans son ouvrage (page 137) : « Existe-t-il un moyen de guérison de la tuberculose pulmonaire? Nous serions trop heureux que cela fût, *mais cela n'est pas.* » Louis en 1843 (page 569 de son traité dit : « La phtisie se termine *toujours* par la mort. » Andral, Cruveilhier, Rokitansky acceptent la guérison possible mais *très* rare.

L'introduction du microscope dans l'étude anatomo-pathologique de la tuberculose pulmonaire (1839 à 1841) fait faire un pas de plus dans le dédale obscur de cette maladie avec, pour notre étude, la conclusion résumée par le traité de Lebert de la guérison possible mais « extrêmement » relative.

Cette manière de voir est partagée par d'autres, tels que Reinhardt, Virchow, Niemeyer, Jaccoud, Robin, Empis pour n'en citer que quelques-uns dans la masse énorme du cadre pessimiste. L'avènement de l'extériorisation de la théorie de contagiosité par l'inoculabilité de Villemin, la glorification de l'unité de la phtisie de Grancher et Thaon, rehaussée par les mémorables travaux de Rindfleisch, Kister, Friedlander, Charcot ne parviennent pourtant pas à étouffer entièrement l'intérêt qui se rattache au côté pronostic. Car malgré cette éclipse nous observons aussi chez tous une manifeste vue d'ensemble sur la possibilité de la curabilité mais la *rareté* cependant de la guérison.

Enfin survint l'inoubliable période de la découverte du bacille dans la tuberculose (qu'il soit saprophyte ou pathogénique, peu nous importe) par le professeur Koch, annoncée pompeusement le 16 avril 1882 à l'Office impérial de Santé de Berlin. Tant de mise en scène ne parvint pas à modifier mais bien à raffermir la curabilité *théorique* en dogme de la religion médicale classique; et, à l'heure actuelle, ce serait pour beaucoup un crime de lèse-médecine que d'oser mettre en doute sa véracité. Voilà en quelques lignes, vaguement retracée, la question historique dont devrait sortir la preuve morale de la curabilité de la tuberculose pulmonaire : côté médecins.

Ont-il pu à travers le crible du temps et de la critique des écoles faire accepter leur religion, leurs articles de foi médicale par le gros public ? Nous en doutons au moins ! Si nous croyons pour la plupart nous, médecins, à la curabilité, à la guérison possible, le *vulgum pecus* est loin, bien loin de nous avoir suivi dans notre manière de voir et de croire. Il se refuse cyniquement depuis des siècles à l'accepter, il oppose une brutale incrédulité à l'opinion qui, à première vue, semble si loyalement mise en avant par les grands prêtres de la religion médicale. Le dogme de la curabilité pontifié par ces princes de la science ancienne et moderne n'a, jusqu'à ce jour, pas pris racine dans le public. Cet obstructionisme si tenace, cette dénégation si formelle doit avoir une base, une cause dont nous allons tâcher de démêler quelque peu l'énigme. Combien au fond ce préjugé, cette défiance du public à première vue étrange, semble au contraire fondé, quand on pénètre plus avant dans la question, quand on se donne la peine de voir et de raisonner ce qui se passe autour de lui. En effet personne ne songera à contester les milliers, les millions d'hécatombes par tuberculose pulmonaire. Or où sont les guérisons correspondantes à cette curabilité tant prônée ! Fait brutal mais sans réplique contre lequel les cris de toutes les ligues, de tous les armements antituberculeux ne prévaudront guère.

Tous les traités de la guerre sacro sainte de l'antituberculose mondiale font miroiter devant les yeux du bon public médical et extra médical le nombre incalculable de victimes mourant de la tuberculose et jamais elle n'oserait en revanche mettre en regard de ce désolant tableau les statistiques même mensongèrement optimistes de la plupart des marchands de drogues ! Tous vous convenez que c'est la plus meurtrière de toutes les maladies ! Tous vous criez sur tous les toits qu'elle a à son passif le septième de l'ensemble des décès rien que dans sa forme pulmonaire, abstraction faite de la forme intestinale, osseuse, génitale, cérébrale, rénale, etc., etc ! alors que les sanatoriums les plus sérieux concluent pénaudement à quelques très rares unités de guérison. Strauss, page 465 de son superbe ouvrage *La tuberculose et son bacille*, nous dit qu'elle tue le sixième de l'espèce humaine. Tous crient à l'hécatombe, tous sèment la morbidité par tuberculose pulmonaire sur la mappemonde pour finir, il ne faut pas rire, par dire qu'elle est la plus curable des maladies chroniques ! Le public qui assiste à cette déclamation grotesque ne saurait vous gober sans crier au bout de l'oreille car lui ne se nourrit pas de théorie et ne juge que les faits ! Certes au sens strict et théorique pur du mot la curabilité en tant que *possibilité* doit être acceptée. La guérison (qui saurait en douter ?) est **réalisable** ; cela inclut-il que, pratiquement parlant, elle est souvent **réalisée** en fait ? On finit pour argumenter dans cette pénible démonstration par appeler à son secours non plus la clinique mais l'observation de l'autopsie. Nous prouvons nous, médecins, que la tuberculose peut guérir non par ces nombreux et innombrables malades guéris par nos méthodes, par nos conseils, mais par les observations nécroscopiques que l'heureux hasard de l'autopsie met à notre penaude remorque pour démontrer plus ou moins péremptoirement, plutôt moins que plus, que s'il est rare que les patients recourant à notre ministère et reconnus bacillaires par nous de leur vivant, guérissent, il est au contraire très fréquent de voir leurs lésions spontanément guéries alors (les méchantes langues diraient parce que...) qu'elles n'avaient jamais été entrevues par aucun médecin ! Et encore faut-il peut-être débattre beaucoup de ces prétendues guérisons entrevues sur la pierre autopsiale et faire la part des interprétations trop précoces et trop optimistes.

Nos connaissances sur la biologie du bacille de Koch, même en admettant sa notion absolue de pathogénie et mettant de côté sa valeur saprophytique pure et simple que d'aucuns et pas des moindres dans ces derniers temps n'ont pas hésité à prôner, nos connaissances, dis-je, sur les conditions de vie, sa multiplication, son arrêt, son retour de la virulence, *in vivo, a fortiori, in mortuo* sont encore au fond du domaine exclusif de l'hypothèse. Cette hypothèse qui se voile encore davantage quand entre en lice la si critique question de la latence tuberculeuse.

Si actuellement nous osons montrer le bout de l'oreille de la suspicion, le glorieux passé de l'histoire de la médecine nous y incite et l'avenir peut-être sera un jour là pour excuser notre téméraire manière de voir !

Laënnec, le prototype du pessimiste, nous le chantait à tort comme nous le verrons plus loin. Grancher avait cependant aussi déjà observé « qu'il n'est pas rare de trouver à l'ouverture du corps de sujets qui ont succombé à des fièvres graves quelques tubercules, même volumineux parfois, dans les poumons et les glandes bronchiques ». Après lui, *tous* les anatomo-pathologistes ont signalé « combien il est fréquent de rencontrer à la nécroscopie d'individus succombant à diverses maladies des foyers tuberculeux anciens en dégénérescence fibro-caséo-calcaire tantôt des ganglions bronchiques ou mésanthériques, tantôt des sommets pulmonaires, tantôt de la plèvre, tantôt même quoique plus rarement d'un tas d'autres organes ». Foyers de tuberculose latente ou guérie ? ! dit-on. C'est-à-dire inhabités par le bacille de Kock ou même habités mais pratiquement et cliniquement guéris (« pour le moment ajoutons-nous ») parce que la tuberculose ne se manifestait par aucun signe et qu'ils pouvaient vivre vieux ! Quel cynisme, n'est-ce pas, et quelle absurde, pour ne pas dire plus, témérité de raisonnement. Combien cette théorie peut-être à la fois vraie, réelle, fausse, fictive et autre chose encore. Ces cas déclarés inhabités peuvent l'être parce que notre maigre technique ne parvient pas à nous déceler les bacilles. Et puis après tout il faut que pour cela on accepte *a priori* la notion controversée de la causalité pathogénique, probable je le veux bien pour beaucoup d'entre nous, mais, comme nous le disions, reniée dans ces derniers temps par des maîtres dont l'autorité brille d'un grand éclat sur l'horizon de la science médicale. Du reste laissant pour le moment dans l'ombre les notions si complexes de sa prophylaxie et sa pathogénie pour en revenir à la clinique, seul élément de notre réelle compétence, qui oserait soutenir *ex cathedra* que ces foyers en apparence éteints ne sont pas autre chose que du feu sous cendres, que le temps ou la circonstance propice de la vie ne demandait qu'à faire repétiller avec rage ! On n'entendait plus rien, le malade ne sentait plus rien, même il n'avait jamais consulté pour cela un médecin, etc., etc. ! Belle affaire. Votre nécroscopie nous cite d'innombrables cas d'individus que seule l'autopsie a reconnus pour être ou avoir été des bacillaires sans que jamais de leur vivant ces gens ne se soient seulement doutés un seul instant qu'ils étaient frappés de tuberculose pulmonaire ! C'est notre propre arrêt à nous médecins. Ces lésions avaient évolué silencieusement, sans se trahir pendant leurs pérégrinations *in vivo* par aucun signe pouvant donner l'éveil d'une tuberculose. Du reste Bayle et son école avaient remarqué qu'à coté de vieux foyers dégénérés, éteints, guérison latente, avait évolué une tuberculose miliaire récente. En effet pourquoi ce qui est arrivé, n'aurait-il pas pu arriver encore, si une maladie intercurrente n'était venue à jamais enrayer la marche de la virulence tuberculogène en même temps que la vie de vos autopsiés guéris de la tuberculose pulmonaire faute de temps et d'occasion !? Si l'orage s'est dissipé un instant, si le calme renaît pour un moment, qui oserait prétendre, sans être à bon droit taxé d'exagération, que ce calme doit être définitif et qu'un nouvel orage n'est prêt à éclater peut-être plus violent que jamais ! Cela peut être vrai aussi bien que l'alternative inverse de guérison. Ce n'est pas là un vulgaire raisonnement, une vague supposition théorique. Buhl avait déjà, il y a longtemps, insisté sur la fréquence de ces vieux foyers caséeux et autres dans les cas de tuberculose aiguë (il retrouva cela dans 21 cas sur 23) aussi n'hésite-t-il pas un instant de placer dans ces foyers anciens le point de départ de la généralisation de la maladie. Nous retrouvons cette théorie ou même cette constatation de Bayle, de Buhl faire école moderne et une pléiade d'illustres phtisiologues avancer la possibilité, la fréquence, la règle générale du réveil de ces lésions anciennes, de feu sous cendres, de recrudescence de virulence de ces inhabités ou habités refuges microbiens.

Guéris ou latents, nous considérons aussi à leur remorque ces foyers comme de simples temps d'arrêt dans la marche d'une affection tuberculeuse, quelle que soit leur origine héréditaire ou acquise, de première enfance de contagion ; quelle que soit leur localisation pulmonaire pleurale, ganglionnaire, osseuse, périostique, articulaire, génito-urinaire, cérébrale, etc., mais surtout pulmonaire de par le fait même de son essence anatomo-pathologique et pathogénique. Ils peuvent être réduits au silence, rester latents pendant une partie même de la vie et pendant cette accalmie le hasard d'un auxiliaire léthalitique grave vous l'amener en *guérison apparente* sur la table d'autopsie. Mais ils peuvent aussi, plus fréquemment qu'on ne croit, grâce à l'aide d'influences morbides diverses : fatigue, surmenages, maladie intercurrente non mortelle ou autres innombrables causes adjuvantes de la bacillose endormie mais non déracinée, foyers mal éteints ou en apparence seulement inhabités, se réveiller brusquement, servir de point de départ à de nouvelles disséminations, envahir de nouvelles parties de l'économie. Cette reprise sera à marche aiguë rapidement acheminée vers la salle d'autopsie ou à marche chronique vers la même finale avec ou sans autres temps d'arrêts, avec ou sans nouvelles défaillances de la virulence, avec ou sans nouveaux réveils de la latence ou pseudo-guérison poursuivant toujours le même cycle morbide jusqu'au terme fatal de la morgue révélatrice ! Ce manège pathologique avec ses étapes si variées et de ce fait même si controversables n'avait pas échappé à nos aînés. Leur esprit d'observation clinique que l'absence du laboratoire rendait par nécessité si perspicace n'était pas resté étranger à cette évolution. Du reste le laboratoire lui-même, cet auxiliaire puissant et indispensable de la médecine contemporaine, est là pour venir mettre dans la balance le poids notable de son expérimentation de la nécroscopie elle-même en faveur de notre manière de voir. Voici un exemple entre mille issu de ces archives de laboratoire : 700 cas d'examens bactérioscopiques de foyers tuberculeux soi-disant latents, donnent plus de 250 trouvés à tuberculose bacillaire active, contre environ 450 à tuberculose *pour le moment* inactive. Mais, ajoute-t-il, qui oserait soutenir que quelques heures, quelques jours, semaines, mois, années n'auraient pas suffi à rendre à ces foyers soi-disant éteints toute leur horrible activité plus virulents que jamais.

Les admirables travaux d'autopsie du savant maître Letulle nous donnent 50 °/. de tuberculoses *latentes*, non guéries, donc, parmi les malades non succombés à la tuberculose pulmonaire mais porteurs de lésions ignorées tant par le malade que par le médecin. Là même il est probable que l'expérimentation du temps nous eût démontré qu'il fallait défalquer une forte proportion des prétendues guérisons. Il est probable, disons-nous, ou tout au moins possible, que le temps nous eût repris quelques-unes, les avancés diraient peut-être même la plupart de ces lésions de guérison que l'autopsie à ce moment avait le droit strict de considérer comme telles ou au moins possibles et que ceux qui doutent ont à leur tour aussi le droit strict de mettre en hypothèque clinique, fût-elle comme l'autre purement théorique.

Voulons-nous conclure de là à l'incurabilité *à priori* de la tuberculose pulmonaire ? Mille fois non ! mais nous disons que si nous envisageons les résultats obtenus en général **par nous** en clinique hospitalière et de clientèle dans cette voie, si nous interprétons à sa brutale valeur l'observation nécroscopique et de laboratoire, si nous tenons un compte exact de l'histoire pronostiquée de ce point de la médecine, si nous lisons à travers le prisme de la longue, saine, réaliste observation les cas relativement nombreux pour un vulgaire praticien qu'il nous fut donné de suivre non pas des mois mais des années, si enfin nous récapitulons cyniquement nos résultats thérapeutiques, nous n'hésitons pas à dire que la tuberculose pulmonaire *curable au sens strict théorique de sa possibilité l'est cependant rarement au sens rigoureux de sa réalisation clinique.* Oui, certes, la tuberculose pulmonaire est susceptible de guérir au même titre que d'autres affections dont la curabilité **réelle** est aussi rare que la sienne, mais est néanmoins malgré sa rareté théoriquement acceptable. Pour ne citer que quelques exemples, disons que la tuberculose pulmonaire guérit aussi bien que le cancer, que le rhumatisme ou goutte chronique déformante, etc., etc. ! et vous serez moralement convaincu de sa juste valeur !

Voilà la conclusion à laquelle nous sommes arrivé après une vingtaine d'années d'observation clinique tant civile qu'hospitalière ; d'observation sociale dans la guerre antituberculeuse depuis son origine ; d'étude approfondie des travaux de théorie, de laboratoire, de statistique saine et non intéressée, de nécroscopies ; etc., etc. Et nous dirons sans crainte d'être taxé d'erroné que telle est aussi l'opinion de la plupart des praticiens.

Les cas de guérison les plus fréquents (encore suis-je convaincu que la moyenne partie d'entre eux n'étaient qu'apparents ou transitoires) ont été ceux diagnostiqués sur la table d'autopsie ; quant à ceux que la médecine courante nous amène et où notre diagnostic même relativement précoce peut assurer la guérison de la tuberculose pulmonaire, nous sommes très sévères pour ne pas dire fatalistes dans le vrai pronostic pratique. On nous dira bien du fond du conclave des pontifs de la médecine que la tuberculose pulmonaire qui guérit est celle qui reste locale, ce qui n'arrive en général, ajoute-t-on prudemment, que dans le tout début de l'affection, à cette phase de la maladie où elle paraît encore impossible à être avec certitude diagnostiquée !! car malgré les perfectionnements apportés aux investigations combinées de la clinique et du laboratoire, malgré tout ce que l'on a introduit de raffinement de technique d'instrumentation *ad hoc*, dans maints cas la tuberculose pulmonaire est encore indécelable. Bien souvent quand les praticiens les plus consciencieux, les plus experts, les plus roués à la clinique arrivent à étayer leur diagnostic, à soulever un coin du voile sous lequel se cache ce subtil coupable et à démasquer au grand jour les batteries si clandestines du Koch bacille c'est déjà beaucoup trop tard et l'incurabilité fatale stigmatise déjà la victime tardivement secourue. Si vous voulez maintenant jeter un coup d'œil sur les belles mais aussi cyniques que peu réconfortantes pages publiées au sujet de cette épineuse et controverse question de la curabilité de la tuberculose pulmonaire, vous y verrez sans peine combien **tous** les auteurs sont peu catégoriques.

Vous y verrez, mis en vedette dans un antagonisme plus que bariolé, les mots : « éminemment curable », « terriblement meurtrier », « pronostic sombre », « terminaison fréquemment fatale », « traitement long et pénible », « souvent très coûteux », « guérison à toutes les périodes », etc., etc., etc.

Que l'on me permette de reproduire ici le passage de Marfan qui est particulièrement typique, particulièrement élastique, permettant à Hypocrate autant qu'à Gallien de respecter leurs opinions personnelles, fussent-elles les plus controversées et les plus contradictoires. Il y a de quoi contenter tous les goûts. Pourquoi cependant un maître dans cette matière comme Marfan ne prend-t-il pas nettement position ?

Pourquoi ménager la chèvre et le choux dans une aussi grave question à résoudre. Car dans les épineuses questions les fantaisies des artistes médecins ne sont le plus souvent pas de représenter la vérité dans sa splendide nudité mais bien plutôt à peine dévêtue, largement, copieusement fardée. Un temps viendra cependant où les praticiens leurrés dans leur jeunesse médicale par des poudres aveuglantes du fard trompeur se rendront compte plus exactement que les théories par trop pures dont on nous gorge, pauvres praticiens ignorants, doivent être réduites à leur juste valeur; pour dire peut-être avec Renon, « ces délicates approximations, cet affinage successif qui nous amène à des manières de plus en plus rapprochées de la vérité réelle, sont les conditions mêmes de l'esprit humain » et nous ajouterons : médical surtout.

Voici la citation de Marfan dans le *Traité de médecine* Bouchard-Brissaud (tome VII, page 286, édition 1901) : « Nous avons dit avec « quelle fréquence on trouvait dans les sommets du poumon des tuber- « cules guéris. Mais on doit se demander si l'affirmation de la cura- « bilité est absolue. S'il ne s'agit pas là d'un simple repos du pro- « cessus bacillaire ? Le critérium de la guérison complète ne peut « être fourni par la clinique. Quand N. Gueneau de Mussy parle des « caverneux jouissant de bonne santé nous le croyons certes puisque « nous l'avons vu aussi, mais ne s'agit-il pas là d'une trêve qui pourra « être interrompue bientôt ! Ziemssen trouve à l'autopsie de tuber- « culeux, soi-disant guéris depuis vingt ans, des bacilles **virulents** « dans des lésions **cicatrisées** et par conséquent **jamais** la guérison « de la tuberculose n'est absolue.

« A. Ollivier et Loonis concluent de même. Lorqu'un sujet a été « atteint d'une lésion tuberculeuse du poumon et que cette lésion a « paru guérie, très souvent ce sujet n'en porte pas moins en lui les « germes d'une réinoculation possible. »

Les conclusions de G. Daremberg en apparence très catégoriques sont au sens strict tout aussi élastiques avec cette différence que pour expliquer ou excuser les réveils bacillaires ou l'offensivité de la latence il appelle à son secours une nouvelle infection ! C'est peut-être plus fin mais au fond une juiverie qui est peu faite à convaincre !

On nous objectera certainement que si nous avons tant de mécomptes dans la guérison de la tuberculose pulmonaire, c'est que nous faisons notre diagnostic trop tard et que la tuberculose prise à son tout début guérit plus facilement. On y ajoutera peut-être, avec au moins autant de raison, que nous n'avons pas usé de moyens thérapeutiques soit assez énergiques soit appropriés aux cas à nous confiés ? Nous sommes loin d'oser prétendre que nous sommes absolument à l'abri de ces accusations ; mais nous allons tout de même essayer par un mot d'explication d'encourir au moins le bénéfice des circonstances atténuantes. Jetons un coup d'œil sur la fameuse question du diagnostic précoce ! Et disons comme question préalable qu'il comporte cette condition indispensable à sa réalisation : il faut que le malade vienne nous consulter à temps pour pouvoir réaliser cet exploit !

Or, tous les praticiens savent qu'un malade qui ne ressent rien n'arrive que trop rarement demander les conseils médicaux pour un mal illusoire, non défini ! Ils savent au contraire que dans l'immense majorité des cas ils arrivent le plus tard possible. Il est vrai que les utopistes modernes ont découvert le pisteur médical, le limier lancé à la piste du tuberculeux indigent et que nous l'aurons bientôt, si déjà il ne fonctionne pas, pour la clientèle riche. La lutte pour l'existence médicale nous ouvre dès à présent cet horizon à brève échéance ! C'est alors que le diagnostic précoce sera à l'ordre du jour mais en attendant cet Éden nouveau il faut se contenter de l'aléa actuel. Mais si par le plus grand des hasards un prévoyant échoue chez nous, nous faisons tout ce qui est en notre pouvoir pour poser un diagnostic précoce en appelant à notre secours tout ce que nous possédons de notions de clinique et de laboratoire. Nous donnons tout ce que nous pouvons, pour obtenir l'excuse de la plus belle femme du monde ! Nous examinons cliniquement de fond en comble notre malade ; nous recherchons soigneusement les signes de Grancher qui, pour nous, sont encore des articles de foi irrécusables dans cette voie pierre de touche de notre phtisiopathie. Nous faisons avec moins de conviction peut-être, mais avec la plus rigoureuse exactitude de la spirométrie, de la pneumographie, de la radioscopie, de l'ophtalmo-cuti-interdermo-réaction, de l'albumino-réaction, de la cystoscopie, de l'inoscopie, de la bactérioscopie, de l'oscillométrie artérielle, de la pesée, de l'hématoscopie et je ne sais trop quoi encore car je ne puis, honnêtement parlant, cependant pas recourir aux pythonisses de la chiromancie pour étayer un diagnostic plus précoce, et ainsi arriver à une conviction plus nette de la curabilité et de la guérison de la tuberculose pulmonaire dérivée de mes observations cliniques personnelles ! Il est certain que dans les périodes où la maladie n'est pas décelable (!!) la guérison pourra, peut-être même pour grand nombre d'entre eux devra, se produire (sans commencer). Mais alors de quel droit strict dirons-nous que ce malade est guéri d'une tuberculose qui n'a probablement existée que dans notre cervelle hantée par la tuberculophobie de ces dernières années. Mais quand le mal est devenu palpable pour nos mains, que vous dénommerez, à tort ou à raison, peu expertes de cliniciens d'allonges et laboratoristes de contrebande ? Eh bien alors nous nous rangeons sans hésiter dans le cadre des incrédules et avec le gros public j'abjure ma foi reçue au sujet de la guérison fréquente de la tuberculose pulmonaire. La curabilité, la guérison en tant que possibilité est difficile à renier d'une façon absolue mais en pratique c'est un merle blanc. Il est élémentaire que je n'accepte pas comme guérison les innombrables cas où l'épreuve du temps n'a pas été appliquée ; que je n'accepte pas comme guérison ces temps d'arrêt simplement dans une évolution fatale du mal. Ah ! si nous envisageons la question avec autant de simplicité intéressée que quelques marchands de drogues et comme malheureusement il nous a été donné d'en voir que trop d'exemples même à la tribune de nos aréopages scientifiques cadets où avec une cynique audace ils venaient préconiser des brassins de drogues les plus bariolées guérissant en quelques mois, quelques semaines de traitement les phtisies les plus graves, les plus avancées. Ah ! si nous nous contentions comme preuve de guérison de nos tuberculeux pulmonaires imbibés des tuberculines les plus efficaces que ceux-ci ne réagissent pas à la tuberculino-épreuve ! oubliant dans la fièvre mercantile moderne ce que Sahli nous fit connaître au sujet de la mitridatisation par la tuberculine, alors oui nous admettrions peut-être aussi ces statistiques à la remorque d'une tuberculine meilleure que toutes ses congénères, qui n'est sur aucun coin ! et qui guérit en quelques jours les plus affectés malades ! Ces apôtres de la réclame éhontée sont évidemment mis hors de cause dans le déblayement d'un terrain médical honnête. Ce ne sont pas ces rapports écrits par des mains purement intéressées payées pour mentir ou tout au moins induites en erreur par un idéal mensonger qui nous convaincrons. Envisageons d'une façon brute mais vraie jusqu'à quel point nous praticiens, après quelques longues années d'observations, nous pouvons envisager la possibilité d'abord et la réalisation après de la curabilité et de la guérison de la tuberculose pulmonaire au point de vue médical, public et malade. Au point de vue médecin je me comporterai dans l'interprétation de cette énigme d'une double façon. Quand j'aurai à faire à mon aîné je me rallierai à sa manière de voir en général comme déjà en maintes circonstances je le fis ; ce qui du reste sera bien aisé ici car neuf fois sur dix au moins son incrédulité ne fait que raffermir la mienne. Quand je me trouverai devant l'avis d'un cadet, d'un benjamin encore imbu de cette juvénile ardeur théorique instillée dans ses veines médicales par des maîtres optimistes par devoir ou par routine, nous le mettrons malgré tout, dans son intérêt médical à lui, dans l'intérêt du malade et des siens, en garde contre un optimisme que l'avenir et l'expérience du lendemain se chargeront de transformer lentement mais sûrement en un pessimisme des plus noirs ! *Experientia docet* est devenu notre devise. Nous dirons donc en résumé : la tuberculose pulmonaire certes est curable, mais la guérison se réalise très exceptionnellement.

Au point de vue public nous nous comporterons d'une façon un peu particulière peut-être en nous abstenant de toute tentative de conversion à la religion de la curabilité. A travers les siècles, le bon public est resté fidèle à ce dogme sacré de l'incurabilité ou tout au moins de la rareté de la guérison. Toutes nos tentatives à nous, si maigres d'éloquence, si peu importantes en valeur intrinsèque, si peu autorisées par notre situation sociale seraient vaines ! Nous prêcherions mille fois plus dans le désert que ces voix si élevées qui, à travers les ans, tentèrent en vain de le convaincre ! Nous surtout qui sommes si loin d'être convaincus nous-mêmes. Quand je me trouve dans la triste obligation d'aborder ce chapitre scabreux avec un malade, mon rôle devient particulièrement pénible et délicat. Il m'arrive le plus souvent de lui dire qu'il peut guérir ; peut-être même si aucun motif grave, un intérêt capital, primordial, comme malheureusement dans la pratique courante de médecin de famille, il en foisonne, ne vient pas me forcer à une ligne de conduite toute particulière, je pousserai mon cynisme menteur à lui dire que tous les tuberculeux peuvent guérir, même guérissent ! tant que nous y sommes à farder la vérité. Vous frissonnez peut-être à entrevoir mes restrictions ! Votre indignation me foudroye à penser que j'ose mettre dans la balance l'intérêt moral du malade avec l'intérêt de la famille, de l'entourage, de la société et vous me décrochez, j'en suis sûr d'avance, des anathèmes que vous dicte votre sensiblerie irréfléchie !

Il est certain comme d'aucuns l'ont dit « qu'il y a grand intérêt « (pécunier peut-être) à ce que le public (et le malade) soit persuadé « de la curabilité de la tuberculose pulmonaire, surtout parce que « **cela est** (nous pourrions ajouter **rare**) » mais qui oserait dire d'un autre côté qu'il n'y a pas de circonstances de la vie, trop longues à énumérer, à détailler ici, où le public, même le malade, ont intérêt à savoir que si la guérison est *possible* elle est cependant *très rare !?* Et s'il est humain en thèse générale de dire à un malade qu'il guérira (vérité truquée), il peut être aussi humain de lui faire comprendre le contraire (une vérité) ou le peu de probabilité. Et pour ne citer qu'un exemple entre mille autres vécus, est-il si humain, si moral, si loyal de dire à un malade que son traitement, pour se couronner d'une guérison certaine, sera long et onéreux mais seule condition de curabilité, alors que ce traitement suivi grâce à notre optimisme menteur *entrainera inévitablement la ruine d'une famille tout entière sans que pour cela elle puisse par cette faillite matérielle racheter la vie si chère de leur chef* que nous leur avons cependant mensongèrement promise en récompense de leur sacrifice suranné. Or nous savions d'avance que cette fausse humanité aurait, cent contre un, comme conséquence presque fatale cette terrifiante triologie : mort du malade, mort des moyens d'existence de la famille, mort de la confiance médicale ! Cette tragédie est du commun de la vie médicale ; qui de nous n'y a trouvé *maintes fois* une place à son corps défendant ! Personnellement, j'ai tenu souvent un rôle sur cette scène léthalitique et si je suis arrivé à prendre ce parti laconique à l'heure actuelle c'est par le vécu de la vie médicale passée et l'exemple venu d'ailleurs même de la part de ceux qui, dans l'emportement de leur sentimentalité exagérée, pontifiaient des manières de voir diamétralement opposées d'abord. Qu'il me soit permis de vous narrer ici une histoire qui vient à l'appui de ce que j'avance, elle m'est restée gravée dans ma mémoire médicale, surtout, je suppose, parce qu'elle eut pour coacteur un *maître illustre* entre tous, grand prêtre de la curabilité de la tuberculose, avocat général en renom de la théorie de l'obligation morale optimiste devant le malade et son entourage : J'ai cité Grancher. En fut-il un apôtre fougueux de cette religion de la curabilité, de l'assurance pour l'avenir en face d'un patient frappé par la tuberculose pulmonaire ! Eh bien, lui-même fut à l'occasion éclectique et moins optimiste que ses discours semblent théoriquement le démontrer ! Je le prouve.

Il y a une dizaine d'années je me rendis à Paris consulter le maître avec un malade atteint d'une tuberculose dont le diagnostic précoce avait été pour se poser un vrai tour de force de clinique et de laboratoire au moins pour nous. L'entrevue avec le maître fut pour moi mémorable car elle me permit de me rendre un compte bien exact et de saisir sur le vif toute l'importance qui se rattache à la fameuse question des signes auscultatifs précoces de Grancher ! Il confirma non seulement mon diagnostic mais le mit fortement en relief en me disant que la précocité en était incontestable.

Survint la délicate question du pronostic qui plus que tout autre motif m'avait amené à recourir à l'intervention du maître français. N'avait-il pas dit un jour cette phrase restée mémorable et lancée avec ce sarcasme, que lui ont connu si bien tout ceux qui approchaient Grancher, dans le chaud de la discussion, du haut de la tribune académique de France, que ce sont là **les signes d'une étape éminemment curable**, faisant allusion à ses phénomènes auscultatifs du début ! n'avions-nous pas donc aussi tout lieu d'espérer que pour notre malheureux débutant dans la carrière morbide, Grancher allait le faire bénéficier largement de son optimisme et le faire profiter aussi des circonstances atténuantes d'un pronostic moins sévère que celui que ma conscience médicale m'avait fait porter à la famille et au malade ? Cruelle brutalité de ma part motivée par des questions de haute valeur matérielle et morale que devait jouer la survie ou la mort de mon client dans un avenir plus ou moins éloigné. Je communiquai à Grancher ma manière de voir et ma ligne de conduite dictée par ce que j'avais cru être mon devoir, abstraction faite de toute sensiblerie, car l'honneur et la fortune de toute une famille, de toute une lignée était en jeu. La vérité exposée au malade brutale et cynique allait permettre le sauvetage plein et entier, alors qu'un vain et trompeur espoir mettait un retard pernicieux dans une intervention de toute urgence. Grancher en subtil mais honnête homme avant tout, en sentimental au sens bien compris du mot, en vrai moraliste saisit à son tour le chemin à suivre dans cet impasse difficile. Dans ce cas que lui-même enseigne comme éminemment favorable à la guérison il traça au malade une ligne de conduite pour l'avenir en contradiction flagrante avec son optimisme habituel : « **Vous êtes tuberculeux tout au début ; votre guérison est possible. je dirai presque probable, seulement je ne veux pas vous cacher que c'est un mal grave dont beaucoup meurent.** Comme vous avez d'importantes questions d'ordre matériel et moral à régler, je crois qu'en homme de grande responsabilité il vaut mieux être pessimiste dans votre cas tout en conservant l'espoir de la guérison ! » Cette sentence fut laconiquement sinistre dans la bouche du pionnier de la curabilité dont le physique en plus dans ces dramatiques circonstances cadrait si bien avec le lugubre de la mission à remplir.

Le malade éprouva de ce verdict au premier moment une impression plutôt pénible mais elle fut éphémère et suivie bientôt d'une réaction salutaire pour lui et surtout pour l'avenir des siens. Ce malade à l'heure actuelle vit encore. Est-il guéri ? Mille fois non ! Il achève heureux et résigné sa consomption bacillaire et la consolidation matérielle et morale de l'avenir de sa famille. Il me remercie encore souvent de mon pronostic si franc ainsi que le professeur parisien. Il me prouve aussi journellement à moi que Grancher avait raison même dans ce cas si favorable de ne pas croire trop facilement à la curabilité ou mieux à la guérison de la tuberculose pulmonaire. De plus, que parfois Grancher avait tort de tomber si cruellement Laënnec qu'il accusait, même au fond avec grande exagération, d'être le père de la théorie mensongère de l'incurabilité de phtisie. Car si Grancher exagérait l'optimisme dans la curabilité, Laënnec plus pratique peut-être que purement théorique en admettait encore la possibilité dans certaines formes seulement et encore était-elle rare ; ce qui au sens vrai du mot était cependant loin d'être de l'exagération pessimiste. Aussi si nous retrouvons le maître français moderne plaidant quand même à l'académie de son beau pays en 1905 avec tant de fougue le procès de la curabilité, de la guérison fréquente, très fréquente de la tuberculose pulmonaire, nous sommes convaincus que c'est par pur devoir moral et que dans la pratique courante de phtisiothérapie une nature foncièrement honnête comme celle de Grancher aura dû en rabattre beaucoup quand il se sera agi de faire le relevé des innombrables hécatombes que sa longue pratique et sa grande valeur de spécialiste dans cette branche de la médecine qu'il incarnait, aura eu à enregistrer ! Car je n'oserais jamais croire que je fus le seul à vivre à ses côtés un exemple comme celui que je viens de vous citer, ce serait réellement un hasard providentiel que de le voir unique de son genre !!

Quand, il y a de nombreuses années, je fis paraître mon ouvrage sur l'étiologie et la curabilité de la tuberculose pulmonaire, mû par la juvénile ardeur de mes premiers pas heureux dans la carrière, grisé par les audacieuses théories de l'époque rénovatrice d'il y a une vingtaine d'années, confiant dans ce mouvement pseudo-généreux des guerres sociales contre les maladies, ce masque vulgaire de l'intrigue et de l'ambition intéressée trompant science et peuple, je fus aussi victime de ces mirages enchanteurs et combattis pour la curabilité et la guérison faciles !

Je dus payer un large tribut à cet emballement innocent de cette première épopée. L'âge mûr et mûri, les désillusions, le dégoût de l'intrigue dévoilée, l'inutilité de toutes ces campagnes sacro-saintes, l'observation clinique cynique, l'avenir réel des malades soignés, vus, revus et suivis pas à pas à travers le dédale des années et des péripéties morbides, devaient petit à petit m'ouvrir les yeux à la vraie lumière et réveiller lentement mais sûrement en mon âme médicale ce sentiment pénible de la fausse route suivie et, heureusement à temps encore, me ramener sur le bon chemin du cynisme, de l'incurabilité et de tant d'autres notions plus exactes et plus conformes à la rigoureuse vérité ! Grâce à une manie de collectionneur un peu moderne style, je classais consciencieusement tous les cas de tuberculose pulmonaire qu'il me fut donné de soigner à l'hôpital, aux dispensaires et dans ma clientèle privée et, en une vingtaine d'années environ, je parvins à réunir ainsi l'assez joli chiffre pour un vulgaire médicastre de province de 813 cas de tuberculose pulmonaire de 1890 à 1912. La grande majorité de ces malades fut suivie pendant fort longtemps ; environ 710 sont morts de leur tuberculose, 80 seulement sont absolument perdus de vue et non retrouvés dans les décès de l'état civil.

Trois seulement à l'heure actuelle peuvent être considérés comme guéris ou arrêtés dans l'évolution de leur maladie pour un temps déjà long. Tous les autres, comme je le disais, ont déjà parcouru le cycle évolutif de leur maladie, les uns rapidement, les autres lentement, d'une façon tantôt non interrompue tantôt rapidement d'abord avec crans d'arrêt plus ou moins solidement fixés dans la longueur des temps, d'autres chroniquement avec des étapes d'un repos plutôt long, unique ou multiple, mais pour finir tôt ou tard tous à la démonstration brutale de la guérison extrêmement rare. Que de fois j'ai vu partir des malades de la guérison desquels j'étais absolument convaincu cliniquement et laboratoirement parlant, inscrits à mon livre d'observation avec la dédicace heureuse de guérison! et me revenir, qui des mois, qui des années après, avec un retour offensif variable en intensité et en durée de ce mal que j'avais sincèrement cru conjuré. D'autres fois des patients inscrits chez moi comme guéris que je retrouvais dans la liste des décès de l'état civil d'un journal ou à l'article nécrologie de ces derniers non plus avec l'étiquette guérison mais l'éternelle oraison de circonstance « après une longue et pénible maladie »!

Les 80 qui ainsi ont échappé à mes investigations de collectionneur macabre auront très probablement suivi le même calvaire pour échouer dans cette tombe scellée de la lugubre pierre de l'incurabilité, soit à Anvers, soit à l'étranger. Il nous en reste cependant trois pour lesquels nous espérons que la soi-disant guérison ne sera pas un vulgaire temps de latence.

Le premier cas est celui d'une jeune fille qui, à l'âge de 20 ans, tomba malade, gravement frappée simultanément aux deux sommets avec fièvre persistante très élevée le soir, présence d'une grande quantité de bacilles dans les crachats et faillite rapide de l'état général. C'est dans cet état que nous la voyons pour la première fois et que malgré tout nous l'envoyons en cure sanatoriale en demi-altitude en Allemagne où elle resta une bonne année. Après cela elle passa trois ou quatre ans à la campagne, continuant à se soigner rigoureusement et scrupuleusement. Elle récupéra sa santé en apparence parfaite. Elle a actuellement 33 ans, mène dans l'enseignement une vie dure et active, non mariée, et semble *a priori* avoir fait mentir le dogme de l'incurabilité. Attendons!

Le second cas est celui d'une dame relativement jeune, mère de plusieurs enfants très bien portants et que j'observe depuis environ quinze ans.

Traitée dès le début de son mal en cure sanatoriale de grande altitude en Suisse pendant plusieurs années, elle vit en ville en hiver; à la campagne, à la mer, à ville d'eau en été; se ménage énormément, mène une vie absolument réglée comme une pendule, rivée à une hygiène générale et privée d'un rigorisme modèle et semble n'avoir pas volé sa guérison si, bien entendu, elle l'est! Car si au point de vue de sa tuberculose pulmonaire tout semble rentré dans la restauration *ad integrum* anatomique, peut-être même fonctionnelle, nous n'oserions pas dire que la quantité considérable des petites misères viscérales, génitales et même laryngées que l'on observe depuis chez elle avec cette ténacité qui caractérise souvent la bacillose, ne frisent pas un peu cette ancestralité morbide qui sommeille et ne demande qu'à éclater au grand jour quand une occasion favorable viendra lui rendre son offensivité!

Le troisième cas est un jeune homme qui, touché il y a environ douze ans par le bacille de Koch, se mit en cure libre dans nos sapinières campinoises pendant de longs mois et sembla se refaire idéalement. Car, actuellement, malgré une vie de bureau très accablante, une hygiène générale et privée relative, il semble celui-ci faire mentir sérieusement notre opinion si pessimiste de l'incurabilité. Il me reste en réserve vitale encore une vingtaine de cas en cours d'observation clinique dont la maladie évolue avec les phases obligées de cette tragédie camarde, avec ses périodes d'accalmie suivies de recrudescences inquiétantes en attendant le terme final libérateur de leurs misères, acolytes obligés « de la longue et pénible maladie ». Ce terme final sera à longue échéance pour les uns, à courte et brutale échéance pour les autres, mais fatal pour tous. Si nous n'avons pas réussi à sauver plus d'épaves du naufrage bacillaire, il n'en est guère de notre faute car nous n'avons fait qu'appliquer dans ce but la technique thérapeutique variée de nos amis et de nos maîtres dont nous allons vous donner sous forme de tableau synoptique un résumé fidèle tel que nous l'avons retrouvé dans nos notes d'observations.

Aucun traitement ne nous est personnel, il n'y a que l'échec unanime qui nous soit personnel ; car au dire de la plupart des promoteurs de la thérapie que nous avons appliquée après eux et sur leur dire : chez eux, entre leurs mains les guérisons étaient unanimes et certaines. Nous aurions mieux fait de leur envoyer nos malades dans ce cas ! En voici l'exposé fidèle :

I. — Cure d'air :

a) Altitude : Suisse ;
b) Mi-altitude : Suisse, France, Forêt Noire ;
c) Vallée, bords des lacs, Riviera ;
d) Marine (Ile de Wichgt, Riviera, Iles Canaris, Corse, Belgique, Algérie).
1° Sanatoriale : Tootmos, Sulzeim, Davos-Leisin, Honeff, Mont-sur-Meuse, Ventnor, Falkenstein, Menton ;
2° A bord de voiliers ou de yachts ;
3° Cure libre avec ou sans médecin un peu partout ;
4° Stations hydrothermales variées.

II. — Cure de suralimentation :

1° Seule ;
2° Combinée avec autre cure ;
3° Carnée. Viande crue. Plasma. Viande cheval ;
4° Féculents. Œufs. Laits. Traitement Robin ;
5° Laits fermentés les plus divers.

III. — Agents physiques :

Hydrothérapie. Mécanothérapie. Electro et luminothérapie. Soleil.

IV. — Traitement médicamenteux :

A. — Antiseptiques (disions-nous jadis) : tannin. Nitrate d'argent (jusqu'à argyrisme). Iodoforme. Aristol. Ychtyol. Acide phénique. Glycophénique Declat. Créosotés. Collargol.
1° Par la bouche ; 2° lavements ; 3° pulvérisations ; 4° inhalations ; 5° voie hypodermique ; 6° voie parenchymateuse.

B. — Balsamiques: Kermes. Iodés. Sulfureux. Terpine. Eucalyptus et dérivés. Goudron. Pétrole, etc., etc.

C. — Médication soi-disant dynamogène.

1° Locale: Air chaud. Eau chaude. Révulsifs. Onguents, etc.

2° Générale: Acide chlorhydrique. Cinnamate de soude. Vannadates. Fer. Eau de mer (Quinton). Phosphore organique et inorganique. Huiles. Maltes. Glycérine. Arsenicaux (arsenic. Caccodylates. Arrhenal. Atoxyl. 606 Hectine). Lecithine, phytine. Acide nucléinique, etc.

3° Spéciale : les sérums et tuberculines. Sérum de Managliano et de Marmoreck. Tuberculines de Koch. Oxytuberculine d'Hirchfelder. Tuberculines de Denys, de Maréchal. Tulase de Berhing. Tuberculine de Spengler. Tuberculine de Beraneck et la Russe.

Dans 3 cas le traitement par vaccination curative (Maragliano).

La longue énumération de tous les traitements que j'ai successivement ou simultanément parfois appliqués vous prouve péremptoirement que nous ne nous sommes pas vite lassé malgré l'éternel insuccès qui couronna toujours nos stérils mais acharnés efforts thérapeutiques. Elle vous montre aussi que si nous ne sommes pas parvenu à ces glorieux résultats d'autrui, cela n'a guère dépendu des nombreux et innombrables essais tentés sous l'égide du succès assuré par mainte panacée. A l'heure actuelle nous disons que grâce à elle peut-être nous avons assuré les succès si beaux de l'incurabilité !!

Nous avons tenu cependant, ayant foi dans la sincérité, peut-être à tort aussi, de ceux qui prônent leur méthode comme libératrice, à nous servir systématiquement des engins de sauvetage brevetés soi-disant loyalement par la thérapie mondiale. Que l'on ne vienne plus nous objecter nos fautes de technique, cette vieille rengaine d'excuses cachant sous des dehors honnêtes et scientifiques l'ignoble mercantilisme, à la place d'idées généreuses et humanitaires une pièce de cent sous !

L'autopsie, la clinique, la thérapeutique même, tout en un mot nous plaide l'incurabilité de la tuberculose pulmonaire au moins dans la pratique médicale courante. Si de temps en temps une guérison apparamment vraie laisse filtrer à travers cette toile macabre un pâle rayon du soleil revivifiant de l'optimisme la masse sombre des hécatombes par centaines, par milliers la couvre bien vite de son ombre. Et nous dirons comme en grammaire : l'exception confirme la règle ! Notre opinion est la guérison extrêmement rare de la tuberculose pulmonaire. A l'heure actuelle cette façon de voir est partagée par la majeure partie des praticiens ordinaires et par l'immense majorité du public d'une façon immuable et inébranlable en attendant que l'avenir plus clément nous gratifie d'une thérapie qui nous prouvera l'erroné de notre conviction présente.

Peut-être pourrait-on nous objecter encore l'extrême variabilité du pronostic que quelques chèvres-choutistes vous servent dans cet important dilemme. Comme question préalable, qui leur permet de ne pas se prononcer; on nous dit que celui-ci varie d'après une infinité de causes, de points de vue, de formes cliniques, etc., etc. Cela est absolument entendu et jamais il ne nous serait venu à l'idée de partir dans notre chevauchée risquée et compromettante sans avoir étudié dans toutes ses formes le terrain mouvant sur lequel nous nous aventurions. Dans les centaines de cas observés et suivis par nous, nous avons tâté le pronostic sous toutes ses phases cliniques : division de la tuberculose en degrés, fébricitante, galopante, fibro-caséeuse, etc., etc. ; sous sa phase symptomatique avec les syndromes généraux fonctionnels physiques, etc., sa marche évolutive primitive ou secondaire, ses poussées répétées, ses accalmies, ses trêves cliniques ou réelles ! sous la phase expérimentation et laboratoire pour autant que cela fut à notre maigre portée : écran radioscopique, pneumographie, spirométrie, chimisme urinaire même quoique très rarement respiratoire, bactérioscopie, inoscopie, séro-agglutination Arloing-Courmont, valeur inoculative et culturale, opsonisme de Wright, ophtalmo-cuti-interdermo-réaction, albumino-réaction des crachats, etc. ; sous les phases des influences modificatrices ou batardantes par les conditions inhérentes à l'individu et à sa physiologie : âge, sexe, grossesse, lactation, ménopause, menstruation, etc. ; inhérentes à un pathogénisme concomitant que ce soit une intoxication comme la syphilis, l'alcoolisme, le saturnisme, le diabète, le paludisme, etc. ; que ce soit, une infection surajoutée telle que la grippe, la rougeole, la coqueluche, la fièvre typhoïde, et tant d'autres qui nous échappent ; inhérentes enfin aux conditions du milieu ambiant de climat, ville, campagne, état social, etc.; inhérentes encore parfois au caractère intime du porteur du mal lui-même et dont l'influence ne peut pas être quantité négligeable pas plus que l'influence ancestrale atavique, héréditaire, sans oublier la possibilité d'un degré plus ou moins problématique d'une immunité par atteinte antérieure que d'aucuns ont fait accepter en bien, d'autres en mal! Tous ces points de vue certes ont tour à tour hanté notre cerveau dans la solution du pénible problème de la curabilité de la tuberculose et en particulier dans la question de la fréquence de la guérison ! Or, en réalité, au lieu de nous faciliter notre tâche, au lieu de jeter une note de consolation dans les ténèbres du pronostic nous n'avons vu que l'assombrir de plus en plus tout en compliquant cliniquement cet épineux énigme de la pathogénie bacillaire. Vous voyez sans conteste que tout est fait à rendre plus embrouillé cet inextricable mystère. Les diverses phases sous lesquelles vous envisagerez la question préalable, son histoire, les opinions des maîtres, les agissements des classiques qui de tout temps ont essayé de sauter la difficulté au moyen de tremplins du plus absolu mutisme ou de la généralisation vague, indéfinie, de toutes les opinions et de tous les errements. La bibliographie ancienne et moderne a su délicatement pécher de plus bel par là et éviter ainsi de faire connaître une opinion catégorique. Tous, ou à peu près tous, ont cru bon nager entre deux eaux. Il faut à cet effet relire le magnifique compulsium de Piéry qui, dans sa *Tuberculose pulmonaire* (1910) par une remarquable reproduction scientifique, donnant une idée bien nette de la haute valeur de labeur de cette jeune école française dont la médecine internationale de ce siècle est si fière à juste titre, étale à nos yeux l'évidence et l'étendue de cette question controversée. Lisons-y, à la page 691, ces lignes qui stigmatisent ce que nous avancions : « De ce pronostic les classiques parlent peu ; les uns parce qu'ils « sont restés immuablement attachés à l'évolution fatale et simpliste « de la tuberculose pulmonaire ; les autres, plus observateurs, parce « qu'ils ont été frappés du polymorphisme de la maladie et ne peu« vent arriver à classifier aux fins de pronostic »... Voilà bien en résumé de la phraséologie pour sauter un positivisme qui serait risqué ou obscur! Que ces classiques, que Piéry, que l'École de Lyon nous donnent purement et simplement les résultats bruts des cas de guérison certaine qui ont couronné leur longue et fructueuse carrière de maîtres et de praticiens ; qu'ils rompent une fois pour toutes ce joug du classisme pour nous dire, pour nous communiquer leurs idées bien personnelles, fussent-elles la négation la plus hardie de ce que l'atavisme des traditions théoriques s'efforce, sans y réussir, à nous faire gober, à nous médecins, à nous grand public ou grands gogos ! De temps en temps, un courageux dans l'histoire de la médecine à travers les âges a osé pousser ce cri de détresse et laver le fard qui masque cette belle et nue vérité. En 1696, Morton dit : « Oui la tuberculose peut être curable, mais il faut la prendre très tôt car une tuberculose confirmée, certaine, comporte rarement la guérison. » C'est à peu de chose près ce que l'on pense aujourd'hui : diagnosticable pour le commun des mortels en médecine, elle ne guérit pas !

Au XIXe siècle le fatalisme me semble plus brutal encore. J'en vois la preuve dans quelques appréciations épouvantablement noires mais frappantes de véracité : « La guérison de la phtisie est possi- « ble par la nature, elle ne l'est point encore pour la médecine ! » C'est ce que les nécroscopistes nous redisent encore journellement après leurs découvertes de la morgue de nombreux cas vierges des mains médicales et guéris de tuberculose pulmonaire ou tout au moins en grève d'évolution momentanée. Encore celle-ci. « La tuber- « culose suit, quoi qu'on fasse, son évolution nécessaire, régulière et « fatale » et à ceux qui déjà à cette époque partaient en guerre contre cette sentimentalité prostituée par un état d'âme perverti de sa normale manière d'être ou de voir, Laënnec indigné, pas moins doué qu'un autre au point de vue sentiments bien coordonnés, mieux doué que tous les autres quant à la valeur du sens clinique vrai, disait bien haut : « Il ne s'agit pas de savoir si cela est triste, il « s'agit de savoir si cela est vrai que la tuberculose est incurable. » La plupart des classiques de cet âge d'or de la vraie observation en médecine admettent que la tuberculose pulmonaire si elle est curable l'est bien rarement. Il faut arriver à Brehmer, l'apôtre incontesté, je ne dis pas incontestable ! car son opinion devait essentiellement être entachée ou tout au moins soupçonnée d'une vague donnée d'intérêt dans l'optimisme de la curabilité de la phtisie, promoteur de la vie sanatoriale, cette panacée de l'époque, guérissant tous les cas du début, presque tous les cas avancés ; car tous ceux qui ne bénéficiaient pas de cette miraculeuse et glorieuse amnistie brehmerienne, c'était de leur propre faute : malades indociles qui ne parvenaient pas à s'acclimater passivement à cette nouvelle vie de caserne sanitaire ! ou de la faute de l'incurie de leurs médecin ! Ne rions pas, confrères, ce sont les propres paroles de ces farceurs, plaidant d'une façon un peu charlatanesque, avouons-le, pour leur chapelle sanatoriale. Quelques-uns seulement cependant sont de cet accabit. Je dois à la vérité que tous, bien loin de là, ne se comportent pas ainsi. Ainsi il y a quelques années seulement je causais avec un directeur de cure sanatoriale de grande altitude, un des maîtres les plus incontestés dans la matière. Nous parlions d'une de mes malades confiée jadis à ses expertes mains et que je considérais comme guérie. « Il faut voir, mon cher, ce que l'avenir nous « réserve pour cette malade ; la guérison de cette maladie en tant « que guérison vraie et durable est tellement rare que tant que des « années et des années n'ont passé là-dessus pour raffermir mon « opinion je continue à redouter le retour de l'offensive. J'ai vu si « peu de guérisons se produire, je pourrais presque dire aucune !! »

Voulez-vous maintenant une opinion intermédiaire entre ces deux extrêmes et due à un de ces hommes que nous, praticiens, nous devons prendre comme exemple bien plutôt que toute cette brigade de purs théoriciens optimistes quand leur enseignement doit être optimiste, pessimistes dans l'intérêt contraire à desservir. J'ai nommé Renon. Voici l'avis de ce praticien chef sur la question si épineuse de la guérison de la tuberculose : « Les médecins croient trop facilement à la « guérison de la tuberculose dont on a, à mon avis, exagéré beau- « coup la curabilité. »

Paroles sages, pesées dans la balance d'une longue pratique et sentence vécue durement dans le chemin du calvaire thérapeutique antibacillaire ! Oui, Renon, on a exagéré, on exagère, on exagèrera encore parce que le mercantilisme, le charlatanisme, la routine président souvent aux destinées de la médecine. Parce que tous bercés par cette inertie, trompés par ce fard nous ne voulons pas, les uns par mollesse, les autres par crainte, débarbouiller la nudité si belle cependant de la vérité sur beaucoup de questions de ce genre. La pratique se refuse à guerroyer la théorie ! Parce que, intimidés par ces dogmes en apparence infaillibles, jaillissant, nous ignorons pourquoi et comment, de la bouche d'or des maîtres chers aux élèves, sevrés, hypnotisés par ces opinions et ces leçons au-dessus de toute critique, de tout soupçon, même de tout contrôle dans l'avenir! Et si par malheur l'idée sacrilège germait dans leur cerveau esclave d'une contradiction ! oh horreur, ce sentiment révolutionnaire est mort-né ; car cela ne peut de ce fait même qu'être une erreur, un mal venu, une aberration médicale. Erreur d'observation, erreur d'interprétation, erreur de technique, erreur d'état civil même car le maître avait pontifié le contraire. Et ils se hâtent de remettre leurs opinions dans le rayon de l'oubli, peut-être même de la contrition et du pardon en attendant au pis-aller de la tentation qu'un nouveau contrôle éternellement évité mais un jour malgré tout trop flagrant leur amènera cependant à eux-mêmes le spectacle de la vérité défardée !

C'est ainsi que depuis vingt ans plusieurs de mes confrères et moi, armés de la plus noble patience, aiguisés par les plus grandes espérances nous attendons l'arrivée de ces cas particuliers, ces merles blancs, que Marfan baptisa de ce beau titre de « Tuberculoses toujours bénignes, quel que soit le traitement employé, quel que soit le remède cela réussit toujours » ; illusion dans l'esprit du médecin et du malade que ces formes abortives de Bard, ces formes anodines de tuberculose pulmonaire guérissant avec la plus grande facilité, dont nous parlent Morton, Fournel, Jaccoud, Brehmer et une foule d'autres classiques pour qui la curabilité de la tuberculose pulmonaire semble un jeu d'enfant. Il faut avouer que nous n'avons pas eu de la chance! Ne pas en rencontrer un seul spécimen même apparenté avec ces bénins bacillaires sur les quelque huit cents cas! Il faut convenir avec moi que des maîtres aussi experts que toutes ces grandes figures dont le lustre immortel plane sur la médecine antique et moderne et sur l'école des incurabilistes tels que Laënnec et autres ont eux aussi de la malchance de ne pas connaître, de ne pas avoir fait l'heureuse rencontre de ces beaux cas de tuberculose guérissant malgré tout. Ils auraient été moins pessimistes peut-être. Nous avons sur eux l'immense avantage que l'avenir nous réserve, avec cette bienfaisante surprise, le moment et l'occasion du repentir de notre façon de voir hérétique. Nous attendrons ! Par contre si nous n'avons pas jusqu'à ce jour rencontré ces oiseaux rares dans la pratique médicale, nous avons au contraire été les témoins fréquents de ces autres scènes dramato-pathologiques de centaines de malheureux aux prises tantôt avec une tuberculose rapidement mortelle et stigmatisée à la fois par le fatalisme terrible, le dénouement foudroyant ; tantôt une tuberculose moins épouvantable, moins tragique au début mais aussi invariable dans sa concluante lethalitique terminale. Frappés par cette bacillose à curabilité initiale douteuse pleine de cette traîtreuse espérance où on arrive à conclure, tout au plus et momentanément, à ce pis aller très acceptable, à défaut de curabilité, une compatibilité avec un retour trompeur à la vie quasi normale, à condition même qu'elle soit végétative ou tout au moins oisive, même s'il le fallait condamné à devenir un pillier de sanatorium, « toujours traité, jamais guéri » ; poursuivre à travers les alternatives d'amélioration et d'aggravation une existence « fort » acceptable jusqu'au jour où survient (c'est l'immuable et prévue circonstance à propos heureux pour la faculté) une complication, une mobilisation inopportune, une extension du mal dénommée à tort ou à raison cardiopathie, pneumo-thorax ou autre pathie qui les emporte, enfin de toute autre chose que de leur tuberculose pulmonaire dont ils sont guéris !!! Comme si la tuberculose pulmonaire avait besoin d'un auxiliaire (*loc. cit.*, Dumarest-Guesschell). Voilà l'histoire de la plupart des tuberculeux. Voilà comment progressivement sombrent leur santé, leur morale et leur fortune. Mais non seulement la leur, mais l'avenir de toute une famille !

C'est ce dernier acte de la tragédie évolutive réelle de la maladie que nous, praticiens, nous vivons le plus dans le milieu où nous évoluons. Oui à travers ces critériums de la mort rapide, foudroyante à grand fracas : de la mort lente mais sûre avec des alternatives trompeuses de guérison apparente, de ces guérisons d'un jour qui sont peut-être tributaires de la dénomination de guérisons cliniques mais rarement, pour ne pas dire plus justement jamais définitives, réelles ! Qui de nous n'a pas été témoin de ces trêves, de ces temps d'arrêts, de ces illusions mensongères, de ces abominables promesses de fausse curabilité ne vivant que l'espace d'un matin, des malades étiquetés par nous de guéris, ou, des malades revenus de longues, pénibles, onéreuses cures sanatoriales d'où ils reviennent avec les apparences d'une santé rachetée par kilogramme de poids au prix de leurs économies, de leur patrimoine ! En réalité qu'avaient-ils acquis dans ce long et coûteux exil : quelques kilogrammes de mauvaise graisse payée des centaines de francs le kilo !! Et avec cela quelques semaines, quelques mois d'illusions trop vite hélas dissipées par le retour brutal et offensif de cet ennemi seulement endormi ! C'est pour ces motifs matériels et moraux que nous sommes devenus foncièrement défiants et que nous exigeons pour accepter la curabilité de la tuberculose pulmonaire dans n'importe quelle variété que le sceau du temps soit apposé en bonne et due forme ! En effet quoi de plus triste que d'entendre comme à un de nos derniers congrès de tuberculose un médecin venir nous dire, de la façon en apparence la plus sérieuse du monde, qu'il avait « guéri » des tuberculeux pulmonaires dans des proportions de 80 °/. (avec une tuberculine dont il donnait avec le plus grand soin l'adresse et la provenance) et cela après une observation des malades dont les plus anciens remontaient à un an et demi. Il donnait du reste comme preuve de leur guérion : la non réaction de ces malades à l'épreuve-diagnostic de la tuberculine ! Mithridate a failli en faire une maladie et plusieurs des auditeurs une indigestion. Heureusement qu'un d'eux, par un correctif administré avec brio et d'une maîtresse façon, y a porté remède de suite et fait ravaler la pilule dorée à son auteur.

Voilà comment on discute actuellement dans beaucoup de réunions soi-disant scientifiques les questions aussi graves et aussi complexes que celles de la guérison de la tuberculose pulmonaire. Voilà encore la façon dont on résoudra les problèmes les plus compliqués de la médecine tant que les congrès (ces marchés de vendeurs ou de courtiers de drogues) ne seront transformés en associations limitées et sérieusement triées avant les assises médicales.

L'un avait vu guérir tous les malades traités par cette panacée sans aucun accident ni contre-indication sérieuse ; un autre avec le même remède, avec la même technique, avec les mêmes doses, parfois même chez les mêmes sujets à des périodes peu éloignées de leur maladie avec la seule variante qui fut peut-être la principale condition, qu'est la longueur de temps d'observation et la durée du contrôle, les avait vus tous mourir ! *O tempora o mores !*

On va évidemment me dire que mes malades étaient trop avancés, que pour guérir d'une façon certaine il faut les avoir au début, ou autres objections à la Brehmer ! Admirable porte de sortie ! pour nos optimistes, avouons-le ! Mais qu'ils nous permettent néanmoins une petite remarque : Ont-ils eux en réalité l'occasion d'enregistrer des guérisons plus multiples? Qu'ils nous les montrent autrement que dans une statistique dolente! Ont-ils le don de dépister ou plutôt d'attirer dans leurs cabinets de consultations cette catégorie de pré-tuberculeux ou de pseudo-tuberculeux de la généreuse période du début sans symptômes positifs du mal vrai où on ne récolte que guérisons durables? Qu'ils veuillent bien au nom de l'humanité, au nom de la gloire médicale tout entière communiquer ces secrets si précieux au commun des praticiens, leur partager humanitairement et socialement parlant ce talent miraculeux de procéder et il est certain que le jour où nous aurons vécu cette révélation si longuement attendue, nous nous convertirons avec la plus profonde dévotion et conviction au dogme de la curabilité et de la guérison fréquente de la tuberculose pulmonaire. Nous sommes prêts à tous les sacrifices pour nous instruire encore davantage dans le domaine scientifique, pour pouvoir étayer un diagnostic plus précoce encore malgré que déjà nous ayons mis avec perspicacité et acharnement au service de notre enquête tout le rigorisme le plus sévère de la clinique et du laboratoire. Examen physique des poumons, modifications générales du thorax surtout dans les divers diamètres, ses périmètres, ses saillies et cavités anormales, ses atrophies anatomiques, ses viciations fonctionnelles respiratoires de Ruault, ses varicosités sous-cutanées latéro-sternales de Turban et Franck, ses ectasies vasculaires sus-scapulaires de Rabajoli; à l'exemple de Mignotie, le diapason à la main explorer le thorax musicalement, établir le signe de Murat, faire la percussion de la partie la plus interne de la sus-épineuse sur les données de Stephen Chauvel ou, à niveau de la clavicule comme Leroux et Traunoy, tenter la transsonnance de Gueneau de Mussy et Fernet, la vibration sternale percutée d'Abrams, essayer aussi scrupuleusement que possible, d'après la leçon toute personnelle du maître, les signes auscultatifs, spécifiques en quelque sorte, de Grancher et Gueneau de Mussy (si contredits cependant par Variot, Renon, Besançon, Labbé, Legendre, Vincent Lemoine, Barrié, Moncorgé, Paul Lépine, Faisans, Hirtz, Barbier, Riot, Sacquepée, Queyrat, Barth dans leurs diverses interprétations cliniques par un oui par un non) de même encore les chamailleries sur ce sujet les uns pour les autres contre Grancher des Montelli, des Barthelemy, des Hamant, des Pissary, etc., etc.

Nous nous servons comme auxiliaires auscultatifs des stétoscopes de Guinard et de Boch pour les sommets en relâchant le sterno-cleido-mastoïdien mettant bien plus facilement en évidence le processus apéxien du début et même si cela est nécessaire ou cru avantageux nous y joignons le massage de Bocri. Dans les cas extrêmement douteux nous recourons hardiment à l'épreuve de l'iodure de Landouzy ou les diverses tuberculino-réactions. Chez les enfants tout particulièrement mais aussi chez l'adulte, avec moins de conviction cependant, nous utilisons très attentivement l'auscultation du hile pulmonaire pour la révélation de l'adénopathie trachéo-bronchique. Nous tâchons de déceler au tout début le bruit scapulaire de Tedeschi, l'inégalité pupillaire de Narich, le signe de compression digitale douloureuse sur le nerf vague de Mays, l'extension en surface de l'aire cardiaque et hépatique d'Unterberger.

Nous avons fait beaucoup de radioscopie et de radiographie appliquées au diagnostic précoce de la tuberculose pulmonaire sur les données de Claude, Beclère, Lenoir, Williams, Rist, Lotze, Albers, Schanbery, Rieder, Levy, Dom, Cornel, Schlayer, et grâce à l'aimable générosité des pharmaciens de Beul et Hoet et de mon ami, le Dr Mœris, d'Anvers. Mais nous disons que la lecture des images et la mise au point de sa signification absolue est une des choses les plus difficiles, pour ne pas dire les plus vagues et les moins stables, que l'on puisse rencontrer. J'ai exposé à la Conférence internationale de tuberculose à Berlin et à la permanente du Dr Blumenthal à Moscou une série de superbes radiographies de tuberculeux au début, et cependant pour ma part (il est vrai que nous n'avons eu qu'une centaine de radiographies faites sur une vingtaine d'individus, à des moments variés et dans des circonstances diverses) je suis loin d'y attacher beaucoup d'importance dans l'immense généralité des cas et l'envisage comme un élément corroborant assez maigrement et peut-être pas d'une façon stricte, ni sans inconvénient.

Je fais certaines réserves toutefois pour la radioscopie qui, quelquefois, peut rendre des services plus sérieux au point de vue fonctionnel de l'organe suspect et encore! Nous nous attachons beaucoup plus à la symptomatologie diagnostique qui va suivre et qui a toute notre confiance primordiale : Etude clinique avec ses hémoptisies initiales, à répétitions. Expectorations provoquées ou spontanées.

Son aspect. Son odeur de spermine avec sa réaction de Ferran. Son albumino-réaction. Sa bactérioscopie dans le sang de l'hémoptisie initiale : procédé de Piery ; dans les crachats simples d'après la méthode de Much, Liebermeister, H. Rosenblet, Bezaucon Philibert, Martin Herman, Cronzon et Villaret, Jacobson (anti-fornine). Sa culture en crachat de Valerio. Son inoculation rapide de Nattan Larrier ou accompagnée de l'interdermo-réaction à la tuberculine ; la cytologie de l'expectoration et l'albumino-réaction de Roger et Levy Valensi. Enfin l'épreuve du salicitate de soude de Falk et Tedesko, quatorze heures après, absorption retrouvée dans l'expectoration du pneumonique à un très haut degré et chez le tuberculeux à l'état de légères traces seulement.

Puis la thermométrie précise, ou aussi précise que possible, mettant suivant les cas et les circonstances à profit : la thermométrie rectale de Krantz, l'axillaire uni-latérale de Peter et Vogel, la buccale, l'urinaire de Mantoux, Englænder et Anastay. Enfin nous notons très précisément les modifications et les influences, les exacerbations thermométriques d'après les circonstances de la vie qui passent inaperçues chez les autres malades ou le normal sujet et stigmatisent le candidat au bacille de Koch.

Le chimisme organique est soumis, quand nous le jugeons nécessaire, à un contrôle des plus sévères : les modifications des échanges urinaires, le coefficient de déminéralisation de Robin, la déminéralisation protoplasmique, les variantes dans l'élimination des chlorures d'après la méthode de Piéry et Étienne, les coefficients uro-toxiques d'après notre travail donné en *Province médicale* en 1910 et d'après les données de Claret, la faillite de l'élaboration de la molécule albuminoïde de Bouchard prouvée par l'abaissement du coefficient azoturique ; la polyurie, l'albuminurie précoce, l'acidose de Canter et Malméjac.

Le contrôle hématologique est très fréquemment fait dans les cas scabreux : anémie, formes leucocytaires, la mononucléose et l'éosinophilie surtout.

Nous avons dans de nombreux cas et de variées circonstances eu recours à la méthode d'Arloing et Courmont pour déceler par leur séro-réaction la précocité d'une tuberculose pulmonaire sourdine. Nous tenons, en cette heure, présenter à ces maîtres l'expression de notre profonde reconnaissance pour avoir mis avec tant de bienveillance et de générosité à notre disposition les cultures homogènes et leurs instructions pour une impeccable technique. Ceux-là aussi sont bien les vrais enfants de cette unique École de médecine lyonnaise où, grands et petits, jeunes et vieux, pourvu qu'ils soient désireux de connaître et de s'instruire, trouvent sans trêve et sans merci à leur disposition un conseiller, un instructeur, un aide, un sauveur, j'allais dire un ami !

A propos de cette séro-réaction de la tuberculose, je me permets d'attirer l'attention sur une singulière coïncidence que des compétences mieux servies que la nôtre devraient à l'occasion contrôler : la voici : une séro-réaction nettement positive avant la grossesse, demeurée telle pendant celle-ci, devenue absolument négative après l'accouchement, au moins pendant la période de puerpéralité.

J'ai observé ce même fait, cette même coïncidence chez cinq sujets différents. Un de ces cas me donna l'occasion d'en parler à un syphilographe de grande marque qui me déclara avoir dans le même ordre de faits ou de coïncidence observé assez fréquemment : un Wassermann nettement positif avant la grossesse, resté tel pendant celle-ci, devenu absolument négatif après l'accouchement même prématuré d'un enfant mort-né avant terme, à sept mois, mais aussi pendant la quinzaine qui suit l'expulsion du produit. Il avait le contrôle de plusieurs cas et allait presque à en faire non plus une simple coïncidence mais un fait clinique.

Dans tous les cas, je vous le donne soit comme simple curiosité du hasard, soit comme peut-être, qui sait, un élément de diagnostic.

Nous n'irons pas plus loin dans l'énumération de nos moyens d'investigations de clinique et d'un laboratoire rudimentaire ; nous en avons passés peut-être sous silence car, inscrits au fur et à mesure du relevé de ces méthodes dans nos livres de cliniques aussi assez primitifs, il y en a peut-être que la routine nous fait appliquer dans la pratique journalière et que nous négligeons d'inscrire dans nos observations. Il y en aura et des plus importants peut-être que nous n'aurons pas appliqués faute de les connaître car vous devez comprendre que notre science ou mieux notre savoir en phtisio-diagnostic est essentiellement très limité, et notre bagage de vulgaire praticien est forcément plus maigre que celui de l'idéaliste. Cette situation est certes à déplorer pour les pauvres malades confiés à nos inexpertes mains mais c'est la force des choses! C'est ainsi et cela saurait pour le moment difficilement être autrement : les malades pauvres sont obligés de par leur situation sociale ou géographique ou par leur ignorance de mieux, sont forcément encore confiés à des mains trop peu expertes, à des médecins encore incapables de faire le diagnostic de leur maladie avant l'existence de celle-ci ; la seule période où la curabilité soit possible et la guérison à obtenir avec certitude !

Mais ce qui est de beaucoup plus grave c'est que la majorité des praticiens qui m'entourent, à part quelques rares exceptions, n'ont guère un bagage plus riche à faire valoir, dans cet ordre d'idées et à part, dis-je, quelques merles blancs trop peu connus malheureusement pour les pauvres malades et la science optimiste, nous nous valons à peu près tous. En attendant donc que l'avenir nous les dévoile et les coule en bronze dès leur vivant, pour le plus grand bien des innombrables malades que nous devons, grâce à notre bêtise, voir mourir et que ces idéalistes du siècle de la précocité se chargeraient de dévoiler à son heure et de guérir. Je me demande cependant dans ma naïve témérité de plagiat, d'intrus médical comment on me démontrera qu'un malade atteint de tuberculose pulmonaire latente non cliniquement, non laboratoirement parlant, décelable, est ou était réellement frappé de bacillose autrement que mystiquement ! Et corollairement comment, pourquoi, en quoi on me démontrera sa guérison si, au préalable, on n'a pas pu établir d'une façon matérielle et palpable sa maladie en chair et en os, et non pas en fantôme-tuberculose ! Esprit bacillose. Moi aussi j'ai vu des malades, où plusieurs de mes confrères, vulgaires praticiens comme moi, n'appartenant pas malheureusement pour eux et pour les malades à cette brillante catégorie des merles blancs, guérisseurs de la tuberculose, avaient été impuissants aussi à déceler la bacillose, l'avaient même soutenue de la façon la plus catégorique comme absente et qui, traités par un tuberculineur simulacre (de leur propre aveu ils avaient injecté un bouillon simple), étaient plus tard bel et bien étiquetés guéris d'une tuberculose pulmonaire. Nous acceptons la curabilité et la guérison même fréquente de tels latents !

Mais arrêtons-nous ici ; cette théorie de la vérité défardée nous mènerait trop loin. Disons simplement, à notre grande honte et à notre grande confusion, trop niais d'être aussi sincères peut-être, que personnellement nous n'avons guère, nous n'osons pas par un reste de pudeur, dire jamais, réussi à guérir nos tuberculeux avérés. Nous n'avons pas réussi tout en mettant à la disposition de nos malades non pas notre thérapeutique à nous, qui n'existe pas, mais celles qui nous étaient données de pleine confiance par nos anciens et modernes patrons de la médecine, en qui notre confiance de praticien a toujours, à si juste titre, été placée.

Pourquoi n'avons-nous pas réussi ?

Pourquoi des malades confiés à leurs mains guérissent-ils comme par enchantement et meurent-ils systématiquement entre les nôtres? Est-ce parce que notre **technique** n'a pas été impeccablement stéréotypée sur la leur ? C'est possible, mais alors nous aurons notre bête bon vouloir, notre incapacité essentielle comme excuses. Car nous avons tout tenté, tout mis en œuvre pour les suivre à la lettre, d'autres l'ont fait avant, avec et après nous avec un insuccès aussi complet, probablement aussi par erreur de technique en tout et pour tout ! Est-ce parce que **le hasard** nous a mal servi dans le choix peu avantageux des cas mal défendus par leurs propres opsonines et nos efforts adjuvants non avenus d'avance ! C'est encore possible, mais fatale et constante coïncidence toujours et partout la même.

Est-ce pour nous inspirer à nous cette confiance aveugle de la médecine et de la thérapie que notre devoir moral et humanitaire nous oblige par vocation à infuser à nos malheureux clients que nos maîtres nous ont bernés de leur confiance ? Ont-ils voulu malgré tout, malgré leur opinion intime contraire, faire de nous autres ces pionniers du courage et de la confiance quand même sur le moral des malheureux que nous sommes plutôt appelés à consoler qu'à guérir? C'est encore admissible, nous espérons du reste que c'est la dernière alternative qu'ils ont honnêtement voulu nous faire accepter ! Et dans ce cas mais seulement dans celui-là, nous nous inclinons et nous dirons quelquefois aux malheureux assoiffés de consolations mais non de guérison que la tuberculose pulmonaire est curable ; même comme l'a jadis si effrontément clamé un convaincu par comédie professionnelle morale sans doute aussi, « la plus curable de toutes les maladies chroniques » ! C'est peu conforme à la vérité de nos sentiments même quelque peu burlesque ! Du reste nous faisons quelque réserve car bien souvent notre conduite malgré tout sera dictée par les circonstances du moment.

Nous acceptons, nous tolérerons le dogme, quitte à ne pas y croire ou au moins à ne l'accepter que sous caution ! Nous permettons d'arborer le drapeau, l'enseigne de cette néo-religion sans la mettre en pratique plus qu'il ne nous convient. Nous voulons embrasser cette doctrine sans en être des pratiquants : nous agirons selon notre conscience à nous, guidée par les épiphénomènes qui caractérisent le milieu où nous graviterons, agissant d'après la ligne de conduite que tel cas particulier nous imposera. Nous accepterons même de mentir à notre intime conviction de l'incurabilité de la tuberculose pulmonaire si les intérêts de notre patient, de sa famille, de la société y trouvent, cyniquement jugé, un réel et sérieux avantage ; mais nous n'hésiterons pas, abjurant toute sensiblerie mal comprise, de servir les intérêts de nos malades et des leurs, quand des motifs graves pour l'avenir surtout nous porteront à dévoiler toute la vérité par un pronostic sévère même fatal, quelque dur, quelque brutal que cela pourrait à première vue paraître. Mais quand nous nous trouverons sur le terrain exclusivement médical dans le tête-à-tête du praticien, sans avoir à tenir compte ni du malade ni d'entourage à ménager, j'estime que vous nous retrouverez, dans l'immense majorité des cas, les ardents, les opiniâtres, les incorruptibles défenseurs de la théorie pessimiste, fataliste même dans le pronostic de la tuberculose pulmonaire. C'est la pratique, c'est le résultat néfaste de vingt années de carrière qui m'a étayé cette lugubre opinion. Je la défendrai jusqu'au bout à moins que l'avenir ne me ménage une série moins noire de cas ; ne nous réserve un jour cette science infuse plus généreuse au point de nous assimiler ces connaissances profondément mystiques qui nous permettront comme à tant d'autres privilégiés de déceler la maladie avant sa naissance, et ne vienne, dans la vingtaine suivante de notre pratique médicale nous démontrer nos torts et nous transformer par des cas personnellement vécus notre pessimisme brutal en un optimisme basé sur la clinique. Alors trop heureux d'avouer notre erreur vous nous retrouverez ici prêt à abjurer nos errements, demander pardon de nos blasphèmes médico-scientifiques, de notre manque de confiance ; sincèrement contrits et repentants de nos hérésies passées et enchantés de pouvoir clamer à toutes les tribunes la curabilité facile, la guérison certaine de la tuberculose pulmonaire.

Mais en attendant cette démonstration par des cas vécus dans notre personnelle pratique, disséqués, suivis par notre clinique et notre thérapie à travers l'épreuve *sine qua non* du temps nous resterons inébranlables, les obstinés, les entêtés, les hérétiques rivés au schisme de l'incurabilité. Sourds à la voix autorisée de tous ces grands maîtres passés et présents qui nous prêchaient, apôtres ardents de la sincérité ou du devoir humanitaire, ou de la moralité sociale ou de la routine antique ! Sourds aux cris si noblement poussés par ces hordes de lutteurs antituberculeux du monde entier clamant, avec ou sans conviction, le mot d'ordre ou de spontanéité naïve de la guérison facile de la tuberculose pulmonaire ! Aveugles pour les superbes écrits, les merveilleux ouvrages, chefs-d'œuvre réels de médecine littéraire, souvenirs glorieux de tant de maîtres honorés et respectés par des générations sans fin où la curabilité de la tuberculose est inscrite en lettres d'or à toutes ses pages ! et dont nous nous serions faits, il y a quelques années, un crime horrible d'oser suspecter la véracité. Aveugles pour les innombrables traités, journaux, affiches, placards, etc., où chaque ligne, presque chaque mot, nous montre avec une évidence par trop crue au fond, le dogme de la curabilité aisée et dont les ligues, les associations antituberculeuses inondent à tort ou à raison les marchés médicaux et populaires de toute la mappemonde avec un américanisme qui devait forcément par lui-même sapper la confiance médicale et publique en le repelant trop souvent et trop haut pour ne pas lasser ! Sourds aux voix puissantes de nos conférenciers, propagandistes antituberculeux criant tellement à tue-tête la guérison facile que leurs voix s'en sont éraillées et qu'à la fin leur aphonie égale notre surdité ! Aveugles et sourds, ce qui est plus incroyable pour nos propres voix, pour nos propres écrits du passé ! En effet, il y a des années mobilisés comme la plupart des jeunes ardeurs de cette époque par la générosité et la noblesse de l'idéal à conquérir ; grisés par la parole, l'action, le geste et l'exemple des anciens ; entraînés, je dirai emportés par cette ardeur irréfléchie, par cette fougue téméraire non encore bridée par l'expérience de la vie : nous nous étions jetés comme des écervelés dans cette grouillante mêlée de la lutte antituberculeuse en hurlant à qui voulait ou ne voulait pas l'entendre la curabilité facile, la guérison constante de la tuberculose pulmonaire. L'odeur de la poudre dans cette guerre antituberculeuse nous fascinait à l'instar des soldats sur le champ de bataille et avait eu facile par la voix de la suggestion sociale de nous convaincre très sincèrement de la guérison de la tuberculose pulmonaire toujours et partout ! Nous étions hantés par la bacilophobie des masses et, sans un instant de répit, sans une minute de réflexion ni de réconfort pratique, talonnés par les autres plus malins, plus roués que nous et prêts à tirer à notre place les marrons du feu, nous marchions les armes à la main à l'extermination du bacille de Koch, assurés d'une victoire facile et certaine. Hélas l'épuisement, le découragement, acolytes nécessaires de l'espoir trompé, escorte inséparable de l'ardeur exagérée ; doublé d'un côté de ce sens pratique que seul le temps et l'expérience peuvent inculquer à la naïveté de la jeunesse ; d'un autre côté la découverte de la réalité, de la vérité défardée par la leçon des choses vécues aux côtés de l'intrigue, grand et réel facteur, seul et véritable levier de cette levée de boucliers des guerres sociales devaient nous inspirer un peu tard et à notre corps défendant la nouvelle conviction, quintessence d'une philosophie mûrie au cours des années de saine pratique. Conviction glanée sur le champ où les turpitudes humaines avaient moissonné sans pardon cette riche mais éphémère végétation éclose avant l'heure, grâce à la chaleur artificielle trop vive de ces cœurs trop jeunes et trop embrasés et de ce fait trop vite consommés ! Nous fûmes les très naïfs néophytes leurrés par cette néo-religion ! La réaction, comme toujours dans de telles épreuves, devait être violente. Là où le réfléchi succède à l'irréfléchi avec cette transition brusque, non préparée par les circonstances atténuantes de la progression mitigée, là où le hasard dévoile un peu rustrement, un peu cyniquement les secrets de l'erreur, là où la guerre qui avait été acceptée comme sacro-sainte à son origine, se trahit brusquement comme subsidiaire de la vile ambition et de l'intérêt purement personnel, primant sans vergogne l'intérêt général et celui du malheureux ; le dénouement pour la victime de sa propre ignorance et de sa jeune naïveté s'inscrit comme terrible pour l'avenir.

C'est à partir de ce moment que commence pour lui cette vie nouvelle : Sa confiance, sa foi sont à jamais perdues! C'est un soldat dégoûté de la lutte pour toujours. C'est un croyant défiant à tous les dogmes de la religion sociale et scientifique. C'est un incrédule pour tout. On ne le trompe qu'une fois aussi profondément. Dorénavant il observera, il agira, il conclura pour son compte personnel acceptant stoïquement ce qu'il aura vu et constaté lui-même mais rien que cela ! Il ne croira plus ses pairs sur parole, il n'adoptera plus leurs théories, les façons de voir de ses maîtres ne seront plus sacrées pour lui que sous caution ; il passera sans émotion, sans se laisser emporter à côté des évocations les plus entraînantes, les plus généreuses, les plus justes peut-être, sans élan, sans ardeur, cyniquement, philosophiquement parce qu'il a été trompé dans son attente. Il a été leurré, il a payé trop durement sa jeune et impulsive embardée du premier moment où, sans calculer et sans réfléchir, il avait mis naïvement tout son travail, tous ses moyens d'action au service de ce qu'il estimait être l'idéalement beau, bon et vrai et qui n'a été enfin que tromperie et intrigue. Irréparable erreur ; mais aussi inoubliable leçon ! C'est maintenant seulement qu'il comprend cette abstention, ce manque d'enthousiasme de ceux de ses aînés dont il avait si hautement blâmé l'apathie ! C'est seulement à l'heure actuelle qu'il peut lire entre les lignes froides et pondérées de ses aînés qui laconiquement dans leurs réponses aux referendums étalaient leur scepticisme philosophique au sujet de toutes ces belles guerres sociales. Ils avaient vu clairs eux ou, mieux, l'expérience de la vie leur avait appris ce qu'il faut en reprendre, ce qu'il faut en accepter ! Ils avaient appris peut-être aussi à leurs dépens combien tout cela est comédie. C'est ces pages qu'il avait cependant baptisées de « stupides » et que maintenant dans sa retraite il relit, il médite triste et contrit, tel le soldat à l'Hospice des Invalides, relit l'histoire de ses défaites, la rage au cœur mais la vérité, les erreurs au grand jour ! On ne l'y prendra plus car la philosophie conquise à cette défaite morale sera solide et incorrigible. Heureux d'avoir pu acquérir cette expérience de la vie à un âge encore vert où l'on se console facilement des misères humaines et où on se consolide par ces sentiments de la vie réaliste, une vieillesse sans rêves, sans utopies, mais aussi ce qui vaut quelque chose, sans désillusions, sans remords et en paix armé de ce j'm'en foutisme brutal qui seul est l'idéal !

Le scepticisme de l'incurabilité de la tuberculose pulmonaire est né chez moi de la malchance de vingt années d'observation sagace et sans trêves, d'issue fatale dans les centaines de cas soignés. Le scepticisme dans la lutte antituberculeuse est né chez moi de l'insuccès, de l'inversion, de la dénaturalisation du but transformé en comédie, que de nombreuses années de lutte aux premiers rangs de l'armée sociale m'ont fait découvrir ! La curabilité de la tuberculose pulmonaire est une comédie jetée à la face des malades et du public pour relever peut-être son moral ! L'utilité de la lutte antituberculeuse est pour la plupart un trépied, un simulacre de combat pour permettre au plus malin de tirer les marrons du feu ! Je ne suis pas seul de cet avis. Beaucoup de ceux qui osent parler pensent comme moi. Je publierai d'ici peu les compulsions du referendum que j'établis il y a quelques années par la voix du *Scalpel* auprès de quatre mille médecins belges à l'effet de connaître leur opinion intime sur le sujet si complexe de l'utilité de la lutte antituberculeuse en Belgique et sur la guérison de la tuberculose. J'ai les réponses de plusieurs centaines de confrères, la plupart praticiens, et elles valent franchement la peine d'être lues. Elles nous démontrent que mon opinion sur ces questions est largement partagée.

Et quand vous lirez les réponses sur les mêmes questions faites en referendum aux centaines de maîtres dans la matière du monde entier établi vers la même époque vous y verrez encore mieux que les principaux médecins de l'univers sont aussi peu crédules et aussi peu confiants que nous. Je me souviens de l'indignation de la première lecture, je me rappelle la fureur du premier dépouillement car à ce moment je n'étais encore au fond qu'un incohérent, un irréfléchi, un émotionnel de la rage antituberculeuse ; un écervelé lutteur ; le réfléchi, le pondéré, le modéré, *a fortiori* le contredisant étaient simplement des ennemis.

Depuis des années, la sagesse, la clairvoyance, la mise à nue des intrigues, l'expérience brutale de la vie, la comédie humaine si gigantesque et si vaste pour ne pas dire universelle m'a appris à mieux lire et comprendre ces sages avis de mes collègues-aînés mûris au pratique de la vie ! J'ai relu leurs réponses qui m'avaient tant indigné à l'aurore naïve de la carrière fougueuse du début, je les ai mesurées à l'aune de mon expérience personnelle, je les ai pesées à la balance de mon propre passé, je les ai enfin évaluées à leur juste valeur. Dès lors,reléguées dans le tiroir de l'éternel oubli, scellées par l'indignation injuste d'un néophyte ignorant de tout réalisme de la vie j'ai cru de mon devoir de briser ces injustifiées entraves à la publicité. Moi-même,trompé grâce à ma propre naïveté peut-être,je veux que les leçons qui m'ont tant profité fassent bénéficier d'autres de mes confrères et du public même des si grands avantages que comporte la vérité défardée. Nous y apprendrons beaucoup de choses probablement mais surtout que beaucoup de médecins praticiens rejettent la guérison facile de la tuberculose,rejettent l'opportunité de le dire,de le crier au public avec ce manque de réserve qui caractérise les publications journalières et qui ne peut avoir comme conséquence fatale que l'incrédulité du médecin dont l'expérience personnelle de jour en jour lui dévoile ce mensonge ; du malade qui devant l'évolution lente mais sûre de son mal vers la fatale tombe finit par lui démontrer un jour qu'on le trompe ; du public qui contemple avec horreur les hécatombes sans bornes,sans jamais voir une guérison, finit par s'apercevoir à l'évidence qu'on le berne. L'un et l'autre,le malade et le public,perdent confiance dans le médecin comme celui-ci lui-même a perdu confiance dans la routinière théorie de ses prédécesseurs rivés à l'atavisme mensonger de la curabilité. Comme celui-ci a fini à force de voir et revoir à travers le prisme du réalisme le manège arriviste ou l'ambitieux enthousiasme des enrôleurs intéressés des armées de luttes sociales ! Que l'on nous pardonne d'avoir parlé si cyniquement ! Qu'on nous excuse d'avoir dit des choses que seul le silence devait posséder ! Qu'on nous pardonne quelques froissements que notre confession brute pourrait entraîner à tort. Nous n'avons pas voulu faire des personnalités,nous demandons qu'on ne voie dans ces quelques lignes que l'exposé sincère d'une mentalité un peu particulière peut-être mais qui n'a eu qu'un seul but : celui de faire connaître aux praticiens les idées saugrenues, absurdes peut-être,d'un vulgaire médecin après vingt ans d'un travail médical vaste et intensif. C'est en parcourant les notes cliniques et sociales qu'il a glané ces conclusions toutes personnelles :

« La tuberculose pulmonaire, tout en étant au sens strict et théo-
« rique du mot « curable »,c'est-à-dire « susceptible » d'être guérie,
« est en réalité une maladie où la pratique nous démontre à l'évi-

« dence la guérison extrêmement rare. En outre si dans quelques « cas cette vérité peut être cachée au malade ou au public pour un « motif d'ordre moral pur, il est incontestable que dans la grande « majorité des cas la mise au grand jour de la vérité brutale au « malade et au public cadrera mieux avec les obligations du devoir « accompli.

« Dans tous les cas, rien que la brutale vérité doit être communi- « quée au médecin.

« Enfin il serait désirable que la guérison « facile » de la tuber- « culose pulmonaire et l'histoire de la plus curable des maladies chro- « niques soit un peu moins américanisée au public. »

Le temps n'est plus où médecins, malades et entourages ensorce- lés par cette autre passion des masses : l'effrené enthousiasme, gobaient sans contrôle Brouardel clamant : « **La tuberculose est la plus cura- ble des maladies chroniques !** » Optimisme décevant que la réa- lité dément cruellement au médecin et au public. Optimisme déce- vant auquel l'épreuve du réalisme vécu a substitué ce pessimisme brutal actuel qui exige dans l'intérêt de tous qu'on ne tente plus d'ultérieures tromperies. C'est à ce prix, mais à celui-là seulement, que la confiance des masses sera rendue à la médecine.

MAYENNE, IMPRIMERIE CHARLES COLIN

MAYENNE, IMPRIMERIE CHARLES COLIN

www.ingramcontent.com/pod-product-compliance
Ingram Content Group UK Ltd.
Pitfield, Milton Keynes, MK11 3LW, UK
UKHW021128230726
13926UKWH00002B/665